AF472810

Recherche des Bactéries
DANS LES TISSUS ANIMAUX

Guide pratique rédigé d'après des travaux personnels

PAR

LE Dr H. KÜHNE (DE WIESBADEN)

Édition française par MARTIN HERMAN

Préparateur au Laboratoire d'Anatomie Pathologique

AVEC UNE PRÉFACE

Par M. Ch. Firket

Professeur à l'Université de Liége

PARIS
GEORGES CARRÉ
ÉDITEUR
58, rue Saint-André-des-Arts

LIÉGE
MARCEL NIERSTRASZ
ÉDITEUR
68, rue de la Cathédrale

1889

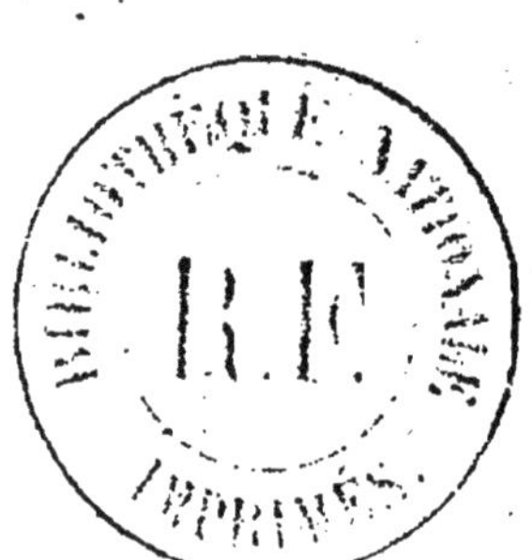

Recherche des Bactéries dans les Tissus Animaux.

Recherche des Bactéries

DANS LES TISSUS ANIMAUX

Guide pratique rédigé d'après des travaux personnels

PAR

LE Dr H. KÜHNE (DE WIESBADEN)

Édition française par MARTIN HERMAN

Préparateur au Laboratoire d'Anatomie Pathologique

AVEC UNE PRÉFACE

Par M. Ch. Firket

PROFESSEUR À L'UNIVERSITÉ DE LIÉGE

PARIS
GEORGES CARRÉ
ÉDITEUR
58, rue Saint-André-des-Arts

LIÉGE
MARCEL NIERSTRASZ
ÉDITEUR
68, rue de la Cathédrale

1889

PRÉFACE.

De nombreux traités ont déjà été consacrés, dans ces dernières années, à l'étude des organismes inférieurs et des procédés techniques appropriés à l'analyse de leurs diverses manifestations vitales ; l'auteur du petit Manuel que vient de traduire M. HERMAN, a depuis plusieurs années assigné à ses travaux un champ plus limité, la démonstration des bactéries à l'intérieur des tissus.

On sait quelle impulsion a donnée aux recherches bactériologiques la découverte de procédés permettant de reconnaître dans les tissus malades la présence des microbes parasitaires. Le temps n'est pas si éloigné où KLEBS et VON KECKLINGHAUSEN firent connaître leurs premières observations sur les zooglées micrococciques qu'ils décelaient par l'emploi de l'acide acétique et de la glycérine (1871) ; plus tard, WEIGERT apprit à les colorer par l'hématoxyline, mais il restait à caractériser microscopiquement, par des réactifs fidèles, les nombreux microbes qui ne s'observent que disséminés en petits groupes ou même isolés dans nos tissus.

C'est encore à WEIGERT que l'on a dû la solution de ce problème, grâce à l'emploi des matières colorantes dérivant de l'aniline, dont EHRLICH avait déjà constaté l'action sur diverses granulations élémentaires des tissus. L'expérience de nombreux observateurs a définitivement consacré la valeur de ces réactifs, et leur emploi, devenu général, a rendu accessibles à l'observation microscopique, aidée des nouveaux appareils d'éclairage, les microbes les plus petits cachés dans la profondeur des tissus.

Mais la méthode créée par WEIGERT comportait bien des perfectionnements de détail : en effet, les matières colorantes que l'on peut employer à teindre les microbes sont nombreuses, mais toutes ne conviennent pas également, et les résultats obtenus varient singulièrement avec les couleurs employées, avec les microbes que l'on étudie et la façon dont a été traité le tissu où on les recherche. La technique bactérioscopique, comme la technique histologique, est faite d'un faisceau de petits détails d'application, de tours de main et de « trucs, » pour parler l'argot des laboratoires, et la négligence d'un seul de ces détails, qui semblerait, à première vue, insignifiant ou même puéril, peut parfois compromettre tout le succès.

M. KÜHNE s'est patiemment consacré, depuis plusieurs années, à l'étude de ces petits perfectionnements de la technique, et ses travaux l'ont conduit à formuler un petit code de la coloration des microbes dans les tissus, où toutes les difficultés sont prévues, où tous les détails du manuel opératoire sont minutieusement indiqués.

Ici, pas de lourdes considérations sur les causes qui font que les couleurs à base d'aniline colorent les microbes, pas de longues énumérations d'instruments compliqués ou de méthodes variées, laissant le lecteur incertain de ce qu'il doit choisir. Rien que l'exposé des procédés adoptés par l'auteur, après de nombreux essais, qui lui ont montré l'inconvénient des autres : mais un exposé complet, précis, ne laissant au lecteur aucune hésitation sur ce qu'il doit faire pour réussir. Durcissement des tissus, obtention des coupes, préparation et emploi des réactifs, tout est décrit avec soin, en petites phrases nettes, concises, et le lecteur, fût-il même au début de ces sortes de travaux, est conduit par la main jusqu'à l'achèvement de la préparation. C'est l'idéal du guide pratique.

Ce qui distingue plus spécialement la technique de M. KÜHNE, c'est le soin qu'il a mis à éviter une coloration trop foncée des noyaux cellulaires dans les tissus où il recherche les bactéries, tout en caractérisant suffisamment les cellules par la teinte pâle donnée à leur protoplasme. De cette façon, il évite que des noyaux trop foncés masquent la présence des microbes, et grâce à cet artifice, ceux-ci se montrent en plus grand nombre que dans les préparations colorées par les méthodes ordinaires. Ajoutons que la technique de M. KÜHNE a l'avantage de pouvoir être appliquée aux divers microbes observés jusqu'ici dans les tissus, même à des espèces qui se montrent souvent rebelles aux colorations ordinaires, comme les bacilles du typhus, de la morve, etc. Actuellement, la méthode de M. KÜHNE peut être considérée comme la plus propre à démontrer la présence des microbes dans les tissus.

Cette méthode, au surplus, n'est pas inconnue en France : dès l'année dernière elle était appliquée avec succès au laboratoire d'anatomie pathologique de M. le professeur CORNIL [1], et son emploi se généralise en raison du succès qu'elle assure aux recherches et des avantages qu'elle présente pour l'enseignement pratique de la bactériologie.

C'est dire que ce petit traité, traduit par M. HERMAN avec le soin et la compétence d'un préparateur habitué à se servir des méthodes qu'il entreprend de

(1) E. MALVOZ. Sur deux nouvelles méthodes générales de coloration en bactériologie. *Journal des connaissances médicales*, 1888, nos 6, 7 et 8.

décrire, a sa place marquée sur la table de travail de tous les laboratoires de bactériologie : il deviendra, nous l'espérons, le guide fidèle de tous ceux — et ils sont aujourd'hui légion — qui cherchent dans l'étude des microbes la solution des difficiles problèmes de la pathogénie.

CH. FIRKET.

AVANT-PROPOS.

A la suite d'assez nombreuses demandes, je me suis décidé à publier un court exposé des méthodes nouvelles (y compris la technique) dont je me sers pour obtenir les préparations bactérioscopiques.

Comme il m'est impossible de donner, à toutes les personnes qui m'en demandent, des renseignements détaillés, j'ai préféré publier, dès maintenant, le résultat de mes recherches, bien que celles-ci, comme on le comprend aisément, ne soient pas définitivement terminées.

Les difficultés réelles, que j'ai moi-même dû surmonter au début, se sont notablement accrues par le manque d'un traité spécial, entrant dans les détails des méthodes employées.

Comme il n'existe encore aucun ouvrage de ce genre, je crois être utile spécialement aux débutants en leur donnant, avec la description des méthodes, des renseignements techniques précis et détaillés.

De cette façon, chacun pourra rapidement se perfectionner dans cette étude.

Les très nombreuses publications traitant de la technique des colorations ne rendent pas le choix facile au commençant qui, dans tous les cas, doit se donner beaucoup de peine pour trouver un manuel convenable. Rien qu'à ce titre, il lui sera utile de posséder un guide qui le mène par le chemin le plus court, au but, c'est-à-dire à la mise en évidence dans les tissus animaux, des différents schistomycètes que l'on a pu jusqu'ici déterminer d'une manière suffisante.

Plus tard il pourra, par la comparaison des différentes méthodes, se faire une opinion propre et ensuite se livrer à des recherches personnelles.

Pour rendre ce traité aussi pratique que possible, je me suis borné, en rejetant toute considération théorique, à l'exposé des règles essentielles et à l'étude de trois substances colorantes : le bleu de méthylène, la fuchsine et l'hexaméthylviolet. Ces trois produits suffisent amplement à la coloration, dans les tissus animaux, de tous les schistomycètes connus.

J'ai cherché autant que possible à conserver intacte la texture du tissu, et dans ce but, j'ai choisi de préférence, comme agent d'extraction de la matière colorante employée, une autre couleur, ou, si la chose n'est pas possible, l'eau faiblement acidulée. Pour la même raison, l'emploi de l'alcool comme déshydratant a été considérablement restreint.

Je dois principalement attirer l'attention sur certaines modifications, en apparence insignifiantes apportées à la technique actuelle, en ce qui concerne, par exemple, la façon de recueillir et d'étaler les coupes sur le couvre-objet (sans employer le papier buvard) pour les reporter ensuite sur le porte-objet.

Ce procédé assure une notable économie de temps et expose beaucoup moins à salir les préparations.

Quant aux indications relatives à la préparation des solutions colorantes complexes, j'ai cru préférable de les réunir en un appendice, pour éviter d'alourdir, par des longueurs, l'exposé des méthodes employées.

TABLE DES MATIÈRES.

GUIDE PRATIQUE

POUR LA

PRÉPARATION DES BACTÉRIES

DANS LES TISSUS ANIMAUX.

Manière d'obtenir les coupes.

Quiconque veut s'occuper spécialement de la recherche des bactéries dans les préparations microscopiques des tissus, ne peut plus se passer de l'emploi du *microtome*. Le choix de cet instrument n'est pas chose facile à cause de la multiplicité des systèmes. Pour ma part, j'ai rejeté les instruments volumineux et compliqués et je me suis décidé à employer, avant tout, un microtome de construction aussi simple et aussi solide que possible.

Je me sers du microtome à congélation de Katsch de Munich, appareil construit de façon à pouvoir, en même temps, obtenir des coupes dans les tissus enrobés.

Il y a plusieurs années que j'emploie cet instrument et il m'a toujours suffi ; aussi, je ne veux risquer aucune appréciation sur les autres microtomes : à mon avis, la chose principale est de bien se familiariser avec le maniement de l'instrument dont on dispose et de ne pas se hâter de mettre uniquement sur le compte de celui-ci les insuccès qui pourraient survenir.

En ce qui concerne les diverses manières d'enrober les tissus, je suis, après de nombreuses recherches, toujours revenu à la méthode de congélation, parce qu'elle est incontestablement la plus simple. De plus, étant donné le but spécial que nous nous proposons, elle donne des résultats absolument suffisants dès que l'on a surmonté les premières difficultés techniques et que l'on a bien établi la cause des insuccès, si fréquents chez les débutants.

Il est toujours avantageux, quand la chose est possible, de durcir par l'alcool les tissus dans lesquels on recherche les schistomycètes, avant de les couper au moyen du microtome à congélation. Ce durcissement se fera par les méthodes connues.

Quand il s'agit de fragments de tissus nerveux, dont les éléments ont été fixés par l'acide chromique, il faut d'abord extraire complètement du tissu l'agent fixateur.

Le procédé de congélation des tissus frais, sans fixation préalable, est tout au plus recommandable dans les cas où l'on veut très rapidement obtenir des préparations pour un premier examen. Les coupes doivent alors être recueillies dans une solution aqueuse de chlorure sodique à 0,75 p. %.

De là, elles seront transportées, au moyen d'une

spatule métallique courbe, dans un bain d'alcool absolu qui déshydrate le tissu et en fixe les éléments histologiques.

Cette phase de l'opération exige souvent beaucoup de peine et de temps à cause de la tendance des coupes à se recroqueviller ; au contraire, si le tissu a été au préalable bien durci, les difficultés techniques pour la préparation des coupes sont de beaucoup diminuées.

Dans le chapitre suivant, traitant du microtome à congélation, nous supposons que le tissu a été préalablement durci par l'alcool.

Emploi du microtome à congélation.

Le tissu à étudier est coupé en morceaux d'environ 2 ^{mm} d'épaisseur sur 10 ^{mm} au maximum dans le sens de la plus grande dimension. On place le nombre voulu de ces fragments dans un grand vase plein d'eau, afin d'extraire l'alcool.

On élève la température de l'eau jusque vers 30° R. De cette façon, l'extraction de l'alcool demande moins de temps ; en effet, les fragments de tissu sont déjà susceptibles d'être coupés au microtome au bout d'une heure de séjour dans le bain chaud.

Dans l'eau froide, l'immersion doit être prolongée pendant 3 ou 4 heures, car une extraction incomplète de l'alcool empêcherait d'une part la congélation du tissu et d'autre part en favoriserait le dégel. Dans ce cas, il reste à peine le temps de pratiquer les coupes.

Sur la table du microtome, je place la pièce à couper, de façon qu'elle présente autant que possible un de ses angles au tranchant du rasoir. Je charge ensuite cette pièce d'un petit poids, de façon qu'elle s'applique par une pression légère et régulière sur son support. J'arrose ensuite les bords du fragment de tissu à l'aide d'un pinceau à long manche, humecté d'un peu d'eau. De plus, je mouille le plateau jusqu'à une certaine distance, tout autour du tissu, afin de pouvoir observer facilement le moment de la congélation et du dégel.

Il est essentiel de faire fonctionner le pulvérisateur un laps de temps convenable. Il ne faut pas, par exemple, que le tissu soit gelé au point qu'on ne puisse y pratiquer des coupes. La consistance la plus propre à la coupe est donnée au tissu par une température légèrement inférieure au point de congélation.

Pour atteindre le mieux ce but, on procède de la façon suivante :

D'abord, on active le pulvérisateur juste assez de temps pour que la pièce soit solidement fixée, par congélation, sur le support ; on enlève le poids, on attend que la zone de glace formée autour du tissu commence à fondre. Alors, quelques coups (5-6) de pulvérisateur sont nécessaires et suffisants pour recongeler cette eau.

L'opération sera répétée jusqu'à ce que le tissu soit entièrement congelé dans toute son épaisseur, ce dont on peut aisément se rendre compte au moyen d'une aiguille.

Après avoir donné un niveau convenable au support, on saisit le bloc métallique auquel le rasoir est assujetti, celui-ci formant un angle d'environ 45° avec l'axe longitudinal de la pièce, on humecte celle-ci au moyen d'un pinceau trempé d'eau et on taille d'abord une surface bien plane.

Il peut arriver que le rasoir glisse sur la pièce sans rien enlever ; cela tient, si le support est bien à bonne hauteur, à ce que le tissu a subi une congélation trop intense. Pour remédier à cet inconvénient et rendre au tissu une consistance propre à la coupe, il suffit de passer sur la surface du fragment un pinceau légèrement mouillé. Mais souvent on croit, au contraire, que le rasoir ne mord pas, parce que le support est trop bas : on est alors tenté de tourner la vis d'ascension et on s'expose par là, à faire des coupes trop épaisses.

En règle générale, la coupe, à mesure qu'elle se sépare du tissu, s'enroule et vient se déposer sur la face supérieure du rasoir. De là, elle est enlevée au moyen d'un pinceau et déposée dans une soucoupe pleine d'eau. Cette opération doit se répéter pour chaque coupe en particulier si les coupes pendent tant soit peu au tranchant du rasoir. Mais assez souvent, il arrive que, dans des coupes successives, une coupe donnée pousse la précédente et la fait monter sur la face supérieure du rasoir, ce qui permet d'obtenir rapidement et régulièrement une série de coupes les unes après les autres. Aussitôt qu'une des coupes commence à adhérer au rasoir, on enlève toute la série d'un seul coup de pinceau et on la dépose dans l'eau.

Pendant que la main droite manie le rasoir et le pinceau, la main gauche est chargée alternativement de faire mouvoir le plateau et d'activer le pulvérisateur. Cette dernière opération est, de tout le procédé, la plus difficile à exécuter d'une façon précise.

Cependant, on vient sûrement à bout de la difficulté si l'on se persuade bien que la condition fondamentale du succès est de n'obtenir qu'une congélation *modérée*.

Dès que l'eau commence à dégeler sur le plateau, il suffit de presser 3-5 fois la poire du pulvérisateur pour que la congélation rende au tissu la consistance que réclame la coupe. Quelques exercices sont d'ailleurs indispensables pour que l'opérateur sache porter son attention, non seulement sur l'acte de la coupe, mais encore sur le degré de température du plateau qui porte le tissu. A ce propos, les débutants devront plutôt s'exposer à déplacer, avec le rasoir, une pièce trop peu congelée (accident sans importance puisqu'on peut toujours remettre la pièce en place et la congeler à nouveau) que de risquer de couper dans un tissu trop fortement refroidi, ce qui expose à de nombreux mécomptes.

Si par hasard, des coupes tombent du rasoir sur le plateau, elles y adhèrent aussitôt par congélation et l'on ne doit faire aucune tentative pour les enlever avant qu'elles ne soient complètement dégelées.

En ce qui concerne l'épaisseur des coupes, il est à remarquer qu'on peut, à volonté, en obtenir d'une extrême finesse.

Cependant, il ne convient pas toujours de débiter certains tissus en tranches très fines. Ainsi, par exemple, des coupes trop fines d'intestin ne peuvent pas, sans inconvénient, passer de l'alcool dans les solutions colorantes aqueuses : les mouvements gyratoires qu'elles exécutent alors en vertu de la diffusion, suffisent à les dilacérer.

Cette remarque s'applique, en général, à tous les tissus lâches. Dans ces cas, on augmente légèrement l'épaisseur des coupes. C'est surtout par expérience que l'on parviendra à déterminer exactement l'épaisseur à donner aux coupes des divers organes, épaisseur variant avec la texture du tissu.

De plus, je dois encore attirer l'attention sur ce point que ce n'est pas seulement le glissement du couteau d'arrière en avant qui indique une trop forte congélation de la pièce : une coupe irrégulière fournit la même indication.

Dans ce cas, la coupe présentera des stries alternativement minces et épaisses, elle paraîtra ondulée, cannelée. Cela est dû à ce que, pendant la coupe, le rasoir exécute des glissements répétés d'arrière en avant. Pour le même motif, il arrive fréquemment que les coupes se désagrègent et ne forment plus qu'un amas de fines barbes.

Tout cela est facilement évité par la stricte observance des règles précitées.

Les flacons que l'on adapte souvent au microtome pour recueillir l'éther en excès sont totalement superflus : en effet, un emploi modéré, quoique suffisant, du pulvérisateur ne donne lieu à aucun écoulement d'éther.

Avant de continuer l'exposé de la technique des coupes, je ferai encore quelques remarques sur la nature des vases en verre à employer.

Les verres de montre doivent être, autant que possible, rejetés, parce qu'ils sont peu pratiques ; par contre, deux espèces de baquets en verre à parois épaisses sont particulièrement recommandables.

Le premier des modèles (bloc-baquet) est petit, épais, quadrangulaire, creusé au milieu, ressemblant aux salières aujourd'hui en usage.

Le second est une soucoupe épaisse de verre de 5 $^1/_2$ centimètres de diamètre sur 11 millimètres de profondeur, sans compter l'épaisseur du verre.

Je n'emploie les blocs-baquets (Blockschälchen) que pour les teintures alcooliques, les essences et l'huile d'aniline. Les soucoupes servent à contenir les solutions aqueuses de couleurs d'aniline, l'alcool, etc. Pour ce dernier usage, le bord du vase ne doit pas être trop haut, parce qu'alors le maniement des coupes avec la baguette de verre, la pince, etc. devient difficile.

D'après ce qui a été dit plus haut, concernant les

coupes, on comprend facilement qu'une faible partie seulement de celles-ci se déploient spontanément dans l'eau, tandis que la plupart d'entr'elles ne s'étalent qu'incomplètement ou ne le font pas du tout.

Pour les transporter dans l'alcool absolu, on procède de la façon suivante.

A côté du vase contenant les coupes on en place deux autres, sur une table d'ardoise : l'un de ces vases est rempli d'eau et l'autre contient de l'alcool jusqu'au tiers de sa hauteur.

De plus, on place à proximité un bloc-baquet avec de l'alcool absolu.

Ensuite, avec une baguette de verre d'environ 4 ^{mm} de diamètre et terminée par une pointe mousse, on enlève les coupes qui se sont déjà étalées et on les porte dans le vase plein d'eau. Le lavage accompli, chaque coupe en particulier est enroulée suivant un de ses bords pour être ensuite, par une manœuvre inverse, déroulée dans l'alcool.

Après quelques exercices, on réussit à souhait dans cette opération, surtout si l'on prend les précautions suivantes.

D'abord on agite la coupe dans l'eau, pour qu'elle se déploie, ce qui s'obtient surtout en lui donnant de petits coups de baguette, dirigés de bas en haut. La coupe étant déployée, on doit l'enrouler. Pour cela, on amène la baguette de verre sous le bord droit de la coupe. Par un très léger mouvement d'élévation, le bord se fixe bien régulièrement et sans faire de pli, sur la baguette. Alors, sans plus relever celle-ci, on lui imprime un mouvement de rotation sur son axe, mouvement en vertu duquel la coupe s'enroule régulièrement.

Tous les mouvements nécessaires à cette opération doivent, si possible, s'exécuter par un simple mouvement des doigts, sans faire intervenir les grands mouvements du bras.

Pour faciliter le déroulement dans l'alcool, il est avantageux d'enrouler préalablement la coupe de façon à ce que les bords se superposent aussi peu que possible et pour cela, il ne faut pas que la baguette ait un diamètre inférieur aux dimensions précitées.

Du reste, les difficultés ne sont réelles que lorsqu'on a à faire à des tissus très visqueux.

Le déroulement sera encore favorisé par un léger mouvement de va et vient, que l'on imprime à la baguette et que l'on interrompt lorsqu'une partie de la coupe flotte dans l'alcool. Alors, mais seulement avec les doigts, on fait subir à la baguette un mouvement de rotation en sens inverse de celui suivant lequel la coupe est enroulée.

Pendant cette opération, la baguette ne doit pas rester à la même place, mais être déplacée de gauche à droite ou inversement suivant la position de la partie qui flotte. La coupe sera donc promenée doucement dans l'alcool jusqu'à ce qu'elle se soit complètement étalée.

Toutes les coupes qui s'étaient étalées d'elles-mêmes dans l'eau subiront ce traitement ; mais il reste encore à développer de nombreuses coupes, qui sont restées enroulées.

On y arrive de la façon la plus simple en enlevant de l'eau, avec la baguette et d'un seul coup, un assez bon nombre de ces coupes, on les plonge quelques instants dans le baquet à l'alcool et on les porte, à nouveau, dans la soucoupe à l'eau. Par les mouvements de diffusion qui se produisent, les coupes sont lancées de ci, de là, à la surface du liquide, et ainsi, au moins un certain nombre d'entr'elles se déroulent complètement. Alors, elles peuvent être portées dans l'alcool, comme précédemment. S'il reste encore des coupes qui ne se soient pas déployées par ce moyen, même répété, on emploiera pour chacune en particulier, le procédé suivant.

En général, une petite partie au moins de la coupe flotte en ondulant dans le liquide. Dès lors, il est facile de porter la baguette sous la partie flottante et d'enrouler celle-ci autant que possible. La coupe, étant ainsi fixée par un de ses angles, est plongée dans l'alcool, (l'angle fixé regardant en haut) pendant qu'avec la baguette, on frappe à petits coups le bord du vase.

Lorsqu'on reporte la coupe dans l'eau, il faut veiller à ce qu'elle reste à la surface, parce que c'est seulement là qu'on réussit à l'étaler, et ne pas oublier que l'angle fixé sur le verre doit toujours être tourné vers le haut.

S'il reste encore des coupes qui ne se déroulent pas par ce procédé, il faudra recourir à l'emploi des aiguilles métalliques et tâcher de les dérouler directement; mais, le plus souvent, c'est une besogne longue et ingrate Dans ce cas, il vaut mieux, à moins qu'il ne s'agisse de tissus très précieux, abandonner ces coupes.

Lorsqu'un grand nombre de coupes ont été passées de l'eau dans l'alcool, il arrive que celui-ci, avec l'eau apportée sur chaque coupe, se dilue suffisamment pour que la déshydratation du tissu ne soit plus complète. Il est alors prudent de passer, une fois encore, les coupes dans de l'alcool pur, car, mieux elles seront déshydratées, plus la coloration obtenue plus tard dans les teintures aqueuses sera intense, grâce aux violents courants de diffusion qui transporteront les molécules de matière colorante dans tous les points où se trouvait auparavant de l'alcool.

Coloration des Coupes.

Si le microscope peut parfois déceler dans les tissus des microbes, même isolés, sans l'aide des matières colorantes, il est absolument nécessaire dans toute étude sérieuse de colorer ces microbes de façon qu'ils se distinguent nettement du milieu qui les contient.

Dans ce but, on se sert aujourd'hui, avant tout, des couleurs d'aniline et il n'en est pas une qui, convenablement employée n'imprègne les bactéries.

Mais cela ne suffit pas, la principale indication à remplir dans la coloration des microbes étant de donner à ceux-ci une teinte différente de celle du milieu ambiant ; et si, après les premiers essais, les couleurs d'aniline ont été pendant un certain temps abandonnées, comme ne répondant pas au but qu'on se proposait, cela s'explique précisément parce qu'on n'avait pas encore appris à différencier, par une technique spéciale, les divers éléments de la coupe.

La solution de ce problème est, suivant les cas, très facile ou très difficile, si l'on se propose non pas seulement de montrer nettement tous les microbes contenus dans un tissu, mais aussi de déterminer exactement leurs rapports avec les éléments histologiques. Cela n'est guère possible que si, par un procédé spécial, on arrive à caractériser les divers éléments des tissus au point qu'ils se distinguent nettement les uns des autres.

Abstraction faite des méthodes qui se proposent comme seul but de colorer les bactéries tout en laissant le tissu incolore, on s'est jusqu'ici, d'une façon peut-être trop exclusive, attaché à obtenir une bonne coloration des noyaux.

S'il est vrai que cette méthode a de grands avantages, chaque fois qu'il s'agit de mettre en évidence la structure, il ne faut pas non plus méconnaître ses inconvénients, dont le principal est que les schistomycètes sont cachés par des noyaux trop fortement teintés. D'autre part, étant admis qu'il est de toute importance, en bactériologie, de différencier les noyaux des autres parties du tissu, j'ai cherché à y parvenir par l'emploi d'un procédé qui fait ressortir les noyaux en teinte claire sur le fond plus sombre du protoplasme. La différenciation n'en souffre nullement et en outre, on évite de masquer les microbes par des noyaux trop colorés.

Pour la démonstration des bactéries contenues dans les vaisseaux, ce procédé n'est pas de grande utilité, mais il acquiert une grande valeur lorsqu'il s'agit de mettre en évidence les schistomycètes qui résident dans les cellules elles-mêmes ou dans des amas de cellules, par exemple dans les nodosités tuberculeuses. Un examen comparatif le montrera aisément : une préparation à noyaux clairs laissera voir beaucoup plus de microbes qu'une préparation du même tissu dont les noyaux sont fortement colorés.

Ce n'est pas ici le moment d'examiner à fond les processus chimico-physiques qui déterminent la coloration. Qu'il n'y ait pas qu'un simple dépôt mécanique de particules colorantes, il est facile de s'en rendre compte par les modifications quelquefois considérables que subissent les matières colorantes dans certains tissus. Je ne mentionnerai, à ce propos, que la teinte violette donnée aux cellules adipeuses, par le bleu de méthylène (1).

(1) Un exemple frappant est fourni par ce fait, signalé récemment par Babès, que le bleu de méthylène colore en *rouge* certains éléments observés à l'intérieur de divers microbes, dont le corps se colore en bleu. (*Zeitschr. f. Hygiene*, t. V, p. 173.) Traduct.

D'ailleurs, nos connaissances en chimie physiologique, aussi bien, du reste, que dans la chimie si complexe des multiples dérivés colorants de l'aniline ne sont pas suffisantes pour permettre, dès aujourd'hui, des hypothèses assurant des résultats véritablement pratiques. On ne doit pas pour cela refuser à ces hypothèses, toute valeur scientifique; mais ici, je me suis contenté d'envisager surtout les phénomènes physiques, dont la compréhension est plus facile et je crois que cela m'a suffi pour arriver à certains résultats.

Partant de l'idée que les matières colorantes se déposent comme telles à l'intérieur du tissu et qu'elles se fixent différemment dans les diverses parties suivant une résistance variable de celles-ci à l'égard des agents d'extraction, j'ai donné la préférence aux méthodes qui cherchent à obtenir la différenciation tout en respectant, autant que possible, la texture du tissu. Jusqu'ici, dans l'hypothèse que certaines bactéries, notamment le bacille tuberculeux, s'imprègnent difficilement de matière colorante, on jugeait nécessaire, pour obtenir un résultat convenable, de prolonger la durée de la coloration (24 heures et même plus) ou bien de chauffer le bain colorant. Mais, il ne faut pas oublier que par ce procédé, l'imprégnation du tissu étant trop intense, la différenciation est très difficile à exécuter ; dès lors, la forte coloration que l'on voulait donner aux schistomycètes peut devenir complètement inefficace, outre l'inconvénient direct qu'offre cette méthode d'altérer le tissu.

Dans mon opinion, il n'est pas démontré qu'il soit particulièrement difficile de colorer ces microbes à l'intérieur des tissus : la facilité qu'on a de colorer des schistomycètes, étalés en couches desséchées sur couvre-objet, plaide énergiquement contre cette croyance ; et si l'on ne réussit pas, même après une durée relativement courte de coloration, à obtenir des résultats positifs, cela tient simplement et uniquement à ce que le procédé de *différenciation* employé est défectueux.

Ce qui prouve la justesse de cette assertion c'est qu'on peut colorer, dans des solutions colorantes diluées, des coupes contenant des schistomycètes de n'importe quelle espèce, à condition que, pour cela, on en fasse des préparations sèches sans employer aucun moyen de différenciation.

Ces considérations montrent donc qu'il est avantageux de ne pas surcolorer le tissu et de rechercher des agents de différenciation qui épargnent autant que possible la texture ; ces agents je les ai trouvés dans ce même groupe des couleurs d'aniline. D'abord, je croyais que les couleurs d'aniline acides pourraient seules réaliser le but, mais plus tard, j'ai découvert que certaines couleurs basiques jouissaient des mêmes propriétés.

Un autre inconvénient des méthodes employées jusqu'ici réside dans l'emploi de l'alcool pour la déshydratation des coupes après la différenciation : les propriétés décolorantes de l'alcool exercent, en réalité, une influence très fâcheuse dans certaines circonstances. J'ai cherché d'abord à atténuer cet inconvénient en chargeant l'alcool de la même substance colorante que celle employée à colorer la coupe. De cette façon, pendant les courants de diffusion, une partie au moins de la couleur enlevée par l'alcool est restituée à la coupe. Plus tard, quand Weigert eut recommandé l'huile d'aniline comme moyen de déshydratation, je ne me suis plus servi de l'alcool, coloré ou non, que pour enlever la faible quantité d'eau qui reste à la surface des coupes, la déshydratation se faisant surtout par l'huile d'aniline.

Les solutions alcooliques des couleurs d'aniline acides ou basiques, employées comme agents d'extraction, n'ont répondu à mon attente que pour les bactéries qui retiennent fortement la matière colorante, tandis que ces mêmes solutions décolorent les autres bactéries aussi rapidement que le tissu qui les contient et ne peuvent être employées dans la recherche de ces bactéries. Pour ces cas, j'ai eu recours à des solutions de couleurs d'aniline, basiques ou acides, dans l'essence de clous de girofle, essence que j'ai dernièrement remplacée, avec avantage, par l'huile d'aniline.

Depuis ces derniers temps, je ne me sers dans tous les cas que de cette dernière substance, colorée ou non, suivant qu'elle sert de moyen d'extraction, de déshydratation ou de coloration double.

Ce serait dépasser le but de ce précis que d'entrer

dans la description des colorations très variées que j'ai obtenues dans mes recherches ; je me contenterai de décrire les principales d'entre elles.

On aura facile, quand on sera bien pénétré des principes fondamentaux de ces méthodes, d'y apporter de soi-même différentes modifications.

Pour donner une vue d'ensemble, je décrirai d'abord les principales matières colorantes et je réunirai en un appendice, placé à la fin du volume, l'exposé de la composition des diverses teintures, agents d'extraction, etc. Les chiffres mis entre parenthèses se rapportent à ces formules.

Le bleu de Méthylène, la Fuchsine et l'Hexaméthyl violet (Krystallviolett, violet de Méthyle 6 B) suffisent entièrement à la coloration des bactéries dans les tissus ; aussi me bornerai-je à l'étude de ces trois principes colorants.

La description spéciale de la technique sera donnée, une fois pour toutes, à propos du « Bleu de Méthylène ».

Généralités sur le bleu de Méthylène.

Cette couleur est incontestablement la meilleure de toutes celles que l'on applique à la recherche des bactéries. Elle est la seule avec laquelle je sois parvenu à colorer, dans les tissus, toutes les espèces de bactéries que j'ai eu l'occasion d'y rechercher. On sait qu'on n'était pas arrivé, avec les méthodes au bleu de Méthylène, employées jusque dans ces derniers temps, à démontrer dans les tissus le bacille de la lèpre.

On avait même fait, de cette propriété négative, un signe de diagnostic différentiel d'avec le bacille tuberculeux. Je ne réussissais pas mieux, par les anciennes méthodes, à montrer, dans les préparations ordinaires, le bacille de la morve, du moins en quantité aussi notable que dans les préparations sèches. On n'était pas plus heureux avec le bacille de la septicémie des souris.

Or, en suivant les principes que j'ai énoncés, j'ai réussi à combler la plupart de ces lacunes. Aussi, pourrait-on, dès à présent, considérer la méthode de coloration par le bleu de Méthylène comme susceptible de s'appliquer à toutes les bactéries, si elle ne laissait rien à désirer dans la coloration des bacilles de la lèpre et de la septicémie des souris.

Ce désideratum réside en ce que les bacilles de ces deux espèces ne se colorent pas tous, ou bien en ce qu'ils sont insuffisamment colorés.

Cependant, le point le plus important est atteint; en effet, la possibilité de différencier ces bacilles dans les tissus, au moyen du bleu de Méthylène, est démontrée ; d'autre part, il n'est pas douteux qu'un perfectionnement ultérieur ne vienne compléter la méthode et en généraliser l'usage.

Dans les conditions actuelles, l'emploi de la Fuchsine et du Violet n'est donc pas encore superflu, abstraction faite des indications diagnostiques que fournissent ces principes colorants.

Méthode de coloration par le bleu de Méthylène.

I. Les coupes se trouvant dans l'alcool sont enroulées une à une sur la baguette de verre et portées dans un baquet en verre contenant du bleu de Méthylène phéniqué (n° 1).

Pour qu'elles s'étalent convenablement à la surface du bain colorant, on leur imprime un mouvement de rotation en sens inverse de celui d'après lequel elles sont enroulées. La durée moyenne de la coloration est d'environ 1/2 heure ; seul, le bacille de la lèpre réclame au moins 1-2 heures. Nous ne devons pas craindre, en ce cas, qu'un long séjour dans le bain produise une surcoloration qui empêcherait la différenciation ; celle-ci est encore possible, alors même que la durée de la coloration serait de douze heures et même plus. Je n'emploie plus comme mordant qu'une solution aqueuse d'acide phénique à 5 % et une solution à 1 % de carbonate ammonique.

II. Les coupes sont enlevées du bain colorant et rincées dans un petit vase plein d'eau. Pour exécuter cette manœuvre d'une façon parfaite, il est utile de faire passer, de bas en haut, à travers le bain colorant, un faisceau de lumière. Pour cela, on se sert d'une petite caisse ouverte d'un côté et contenant un miroir disposé suivant la diagonale. Par une ouverture pratiquée dans le toit de la caisse, ouverture sur laquelle on place le vase contenant les coupes, le miroir réfléchit la lumière au travers du bain.

III. Les coupes, rincées à l'eau, sont plongées dans l'eau acidulée (n° 2) jusqu'à ce que leur couleur soit devenue bleu tendre.

IV. Puis, après les avoir de nouveau rincées dans une solution aqueuse faible de carbonate de lithium (n° 3), on les transporte dans une soucoupe pleine d'eau.

V. La réussite de cette opération influe puissamment sur le résultat définitif, car il est difficile d'obtenir, d'une façon précise, un degré de décoloration convenable pour chacune des coupes. Naturellement, il est impossible de fixer exactement le temps nécessaire à l'extraction de la matière colorante ; il dépend, en toute première ligne, de l'épaisseur des coupes et de leur structure histologique.

S'il s'agit, par exemple, d'un tissu contenant des granulômes morveux, on devra porter toute son attention sur la teinte des nodosités si l'on veut mettre en évidence les bacilles contenus dans ces nodosités. Par contre, on ne s'occupera nullement de la coloration des granulômes si l'on a pour but de colorer les bacilles qui sont disséminés dans le tissu environnant.

Il n'est pas possible de différencier à la fois d'une façon convenable et dans une même préparation des nodosités riches en cellules et du tissu à peu près normal.

Il est préférable de faire, pour chacun de ces objets, une préparation spéciale.

Lorsque la coupe est très fine ou lorsque, pour toute autre raison, elle n'a absorbé que peu de substance colorante, il suffit souvent d'une immersion de très courte durée dans l'eau acidulée pour la décolorer. Pendant le temps de la différenciation, il est bon que la baguette de verre ne quitte pas la coupe, mais qu'elle la maintienne en suspension par de petits chocs de bas en haut et la promène dans le liquide. De cette façon, on pourra, par l'éloignement de la substance colorante extraite, se rendre facilement compte, à chaque instant, du degré exact de décoloration de la coupe.

Les bacilles peuvent se trouver dans les tissus en compagnie de noyaux très fortement colorés et se comportant vis-à-vis des agents d'extraction comme le font ces bacilles eux-mêmes (dans les granulômes nerveux, par exemple). Dans ces cas, la différenciation définitive est très difficile à obtenir si on n'évite pas, avec le plus grand soin, toute décoloration ultérieure. Mais, même en ces circonstances, il faut toujours que l'extraction de la matière colorante soit poussée jusqu'à ce que la coupe soit bleu tendre par transparence. En effet, si les noyaux ne sont pas suffisamment décolorés, les bacilles ne seront vus que par hasard, dans des endroits clairs.

Pour de semblables matériaux j'ajoute à la solution de carbonate de lithium une goutte d'une solution concentrée de bleu de Méthylène dans l'eau.

Quand l'examen des premières préparations aura

montré de quoi il s'agit, on aura par là même des indications précises sur le degré de décoloration que l'on doit rechercher :

Les microcoques réunis en amas demandent, par exemple, plus de temps pour se décolorer que ces mêmes éléments pris chacun en particulier et disséminés dans le tissu.

D'autre part, si l'extraction ne se fait pas uniformément dans les différentes parties du tissu, il faudra faire, comme précédemment, des préparations spéciales pour chacune d'elles.

Après cette première différenciation, les coupes sont traitées comme suit :

VI. La coupe est d'abord laissée quelques minutes dans l'eau, puis, sur la baguette de verre, elle est transportée dans un bloc-baquet contenant de l'alcool absolu, auquel on ajoute un peu de bleu de Méthylène lorsqu'on a affaire à des matériaux difficiles à différencier.

VII. Les coupes sont ensuite déposées dans un baquet contenant une solution de bleu de Méthylène dans l'huile d'aniline (n° 4).

L'immersion dans l'alcool a seulement pour but d'enlever à la coupe assez d'eau pour qu'elle puisse se déployer sur l'huile d'aniline, alors quelques minutes de séjour sur celle-ci suffisent pour obtenir une déshydratation complète, sans que par une nouvelle extraction de teinture la coloration des bacilles en souffre le moins du monde ; l'extraction de la matière colorante en un temps donné est d'autant moins active que l'huile d'aniline est elle-même plus fortement colorée.

VIII. Après la déshydratation, la coupe sera rincée dans un bloc-baquet contenant de l'huile d'aniline pure et portée ensuite pendant 2 minutes environ dans une essence bien fluide, comme le Thymène, le Térébène, etc.

IX. De cette façon on éclaircit la coupe et on enlève en même temps l'huile d'aniline.

X. Enfin, la préparation sera totalement débarrassée de l'huile d'aniline par une dernière immersion dans le xylol.

Pour être tout à fait sûr d'obtenir un enlèvement absolu de l'huile, il est bon de faire repasser la coupe dans un second baquet de xylol. De là, elle est montée dans le baume. Le xylol peut servir pendant longtemps si on prend soin de le filtrer de temps à autre, pour le débarrasser des fragments de tissu qui y restent. D'ailleurs, si le premier des baquets arrive à prendre une teinte trop foncée, on fera servir le second de premier et l'on prendra comme second un autre baquet avec du xylol pur.

D'après ce qui a été dit plus haut, le transport des coupes se fait seulement au moyen de la baguette de verre, à l'exclusion de la spatule et du papier à filtrer.

Pour l'inclusion dans le baume, on se passera également du papier à filtrer en procédant comme suit :

On prend entre le pouce et le médius de la main droite, une petite pince un peu recourbée sur le plat, construite d'après mes indications [1].

Au moyen de cet instrument, on saisit par le bord, un couvre-objet bien propre et on le plonge dans le xylol. A l'aide de la main gauche, munie d'une aiguille d'acier, on amène une coupe dans le xylol, on la fait flotter de façon à la dérouler complètement, on introduit alors en dessous le couvre-objet sur lequel la coupe s'étale sans faire de pli. Quelques exercices suffisent pour mener à bien cette opération. Ensuite, avec le pouce et l'indicateur de la main gauche, on enlève le couvre-objet de la pince, on laisse s'écouler par le bord, sur du papier à filtrer, le xylol en excès, en s'aidant au besoin de la pince.

On reprend de nouveau le couvre-objet avec la pince tournée de façon à ce que son côté concave regarde vers le bas, puis on la retourne et de cette manière, le côté du couvre-objet chargé de la coupe se trouve en dessous. — Enfin, on pose le couvre-objet sur un porte-objet au milieu duquel on a au préalable déposé une goutte de baume, dont le volume dépend de la grandeur et de l'épaisseur de la coupe. Plus la coupe sera petite et épaisse, plus il faudra de baume pour remplir l'intervalle existant entre le couvre-objet et le porte-objet ; d'autre part, il en

[1] En vente chez Hermann Härtel, Weidenstrasse, 33, Breslau Fabrik, chirurgischer instrumente, etc.

faudra d'autant moins que la coupe sera plus fine et plus étendue.

Pour trouver facilement le milieu du porte-objet on trace, une fois pour toutes, dans un des angles d'une petite table d'ardoise munie d'un cadre de bois, l'esquisse du porte-objet avec celle du couvre-objet au milieu.

Après que le couvre-objet a été déposé doucement sur le baume, il suffit d'une légère pression pour que celui-ci s'étale, mais, pour les coupes délicates, il est encore préférable d'attendre que le baume s'étale par le simple poids du couvre-objet.

Le xylol qui reste encore à la surface de la préparation sera complètement enlevé par insufflation d'air, au moyen d'un petit ballon en caoutchouc. On se procure facilement l'appareil nécessaire en introduisant un tube en verre effilé dans le tuyau de caoutchouc d'un pulvérisateur ordinaire.

Cet appareil est encore très recommandable pour le nettoyage des couvre-objets après des recherches qui ont nécessité l'usage de l'huile à immersion, surtout lorsque le baume n'est pas encore séché. Dans ces cas, on enlève d'abord la plus grande partie de l'huile, au moyen de papier à filtrer que l'on pose délicatement sur le couvre-objet. On dépose ensuite sur celui-ci une gouttelette de xylol et par insufflation, on enlève les deux liquides de la surface de la préparation. De cette manière on évite tout déplacement du couvre-objet et on le nettoie beaucoup mieux qu'en l'essuyant.

Cette méthode de coloration par le bleu de Méthylène a, sur les autres procédés, l'avantage d'être très sûre et de pouvoir être appliquée à tous les cas. Avec elle, on peut démontrer tous les schistomycètes contenus dans les tissus. On peut s'en convaincre en considérant les résultats obtenus par l'emploi de cette méthode pour la coloration des bactéries difficiles à mettre en évidence : les bacilles de la morve et du choléra des poules, par exemple.

Par cette méthode, en effet, les bacilles de la morve se colorent presque en aussi grand nombre que dans les préparations par dessiccation et sont même susceptibles d'une double coloration, au moyen d'une solution de safranine dans l'huile d'aniline (n° 5). Quant aux bacilles du choléra des poules, que l'on colore de cette façon dans les tissus, il en est beaucoup qui se montrent nettement colorés non seulement aux extrémités, mais encore à leur partie moyenne.

Cette méthode est également applicable à la coloration du bacille typhique, aussi bien qu'à celle du bacille tuberculeux ; par contre, ainsi qu'il a été dit plus haut, elle ne donne que des résultats encore insuffisants en ce qui concerne le bacille de la lèpre et celui de la septicémie des souris.

Les préparations obtenues par cette méthode laissent voir dans beaucoup de cas, outre les bacilles, la structure du tissu ; toutefois, pour certaines pièces, la structure n'est pas nettement mise en évidence.

Dans ces cas, au lieu de traiter les coupes simplement par l'eau acidulée, j'emploie pour l'extraction de la matière colorante, une solution aqueuse très étendue de ce qu'on nomme le « *Chlorhydrinblau* ».

Cette couleur, comme toutes les autres (à l'exception du « Schwarzbraun », dont il sera question plus loin à propos de la coloration par la Fuchsine et du « Kernschwarz »), provient de la fabrique badoise de Ludwigshafen. Elle consiste en une solution d'induline basique dans un liquide épais acide, qui dissout très facilement les couleurs d'aniline mais dont je ne connais pas la composition chimique.

Si, à l'aide de cette induline épaisse et acide, additionnée de 10 % d'alcool, on prépare une solution aqueuse étendue (n° 6), on obtient une teinture qui, comme les couleurs basiques d'aniline, peut servir à la coloration des bactéries ; toutefois, à ce dernier point de vue, elle n'offre aucun avantage spécial. Mais si on la dilue dans un baquet rempli d'eau, de façon à obtenir un liquide bien transparent, on peut l'employer à l'extraction du bleu de Méthylène dans les cas où l'on désire, en même temps, une coloration très nette des noyaux.

De plus, il semble que, par ce procédé, le bleu de Méthylène soit plus fortement fixé sur les bacilles : en effet, j'ai pu laisser pendant 36 heures dans l'alcool, des coupes contenant des bacilles charbonneux traités de la sorte sans qu'ils se soient décolorés.

Quant à savoir s'il s'agit d'une simple substitution du bleu de Méthylène par l'induline ou d'une combinaison des deux, je ne me prononcerai pas sur ce point : d'autant plus que mes recherches sur cette couleur ne sont pas encore terminées.

Dans ces cas, le processus de différenciation marche lentement, le temps nécessaire à cette opération varie de 10 minutes à 1 heure.

Frappé de cette remarquable fixation de la matière colorante, j'en arrivai à me demander s'il ne serait pas possible, par une coloration préalable ou ultérieure avec une autre teinture, d'arriver à un degré de fixation semblable à celui qu'on obtient par l'action de l'iode dans les coupes colorées au violet. Comme je le montrerai plus tard, j'ai réussi à trouver, pour la fuchsine, une couleur appropriée à ce résultat [1].

Si l'on veut obtenir une *double coloration*, la safranine en solution dans l'huile d'aniline est recommandable ; elle a sur l'éosine le grand avantage qu'elle ne décolore que très peu les bacilles.

Pour obtenir la double coloration, au moyen de la safranine, les coupes, convenablement colorées par le bleu de méthylène seront transportées du xylol dans un baquet contenant une solution de safranine dans l'huile d'aniline (nº 5), solution à laquelle on

[1] Les bacilles de la septicémie des souris, comme je l'ai récemment découvert, se colorent vivement dans les tissus d'après la méthode susdite, si l'on colore d'abord les coupes par l'auramine phéniquée, couleur qui se prépare comme la fuchsine phéniquée.

ajoute assez d'huile d'aniline pure pour obtenir un liquide transparent. Le temps nécessaire à la seconde coloration varie de 2 à 10 minutes suivant que la pièce est plus ou moins propice et la solution plus récemment préparée. On prendra comme point de repère un degré de coloration suffisant pour que les coupes rincées dans l'huile d'aniline pure gardent une teinte rosée.

L'huile d'aniline sera ensuite complètement enlevée par l'essence et le xylol.

A première vue, la méthode qui vient d'être décrite paraîtra toujours compliquée et peu pratique, cependant on reviendra vite de cette opinion aussitôt qu'on se sera familiarisé avec la technique donnée.

Le transport des coupes sans le secours de spatule ni de papier à filtrer épargne beaucoup de temps, ce qui est très important surtout lorsqu'il s'agit d'obtenir un grand nombre de préparations. Dans mon travail " zur Färbetechnik " (Zeitschrift fur Hygiène von Flügge & Koch 1. Band 1886), je recommande la solution aqueuse d'acide oxalique comme mordant à employer avant la coloration par le bleu de méthylène en solution alcaline. Cela est devenu aujourd'hui superflu à cause de l'emploi du bleu de Méthylène phéniqué.

Par contre, pour un grand nombre de microbes faciles à caractériser, on emploiera toujours utilement la coloration par le bleu de Méthylène alcalinisé, coloration suivie de déshydratation dans l'alcool chargé de bleu et de décoloration au moyen d'une solution d'éosine ou de fluorescéine dans l'essence de clous de girofle (n° 18). Ce procédé ne conviendrait pas pour les bacilles de la morve et du typhus. Le procédé de coloration par le bleu de Méthylène publié dans les „ dermatologischen Studien „ d'Unna se rapproche du précédent, mais il lui est inférieur en ce qui concerne la coloration du bacille de la morve. Aussi, j'emploie maintenant de préférence la méthode du bleu de Méthylène phéniqué.

Pour déterminer exactement la situation des bactéries dans les petits vaisseaux, je recommande encore la méthode suivante.

Triple coloration par le carmin, le bleu de Méthylène et la nigrosine.

Les coupes colorées en premier lieu par le carmin; subissent une seconde coloration dans le bleu de méthylène phéniqué.

Elles sont ensuite différenciées au moyen d'une solution aqueuse de nigrosine (Badische Anilinfabrik) additionnée de 10 % de chlorhydrin (voir plus haut p. 28). Pour les opérations ultérieures, procéder comme s'il s'agissait d'une coloration simple au bleu de méthylène.

Les noyaux sont colorés en rouge, les schistomycètes en bleu, le protoplasme prend une teinte grise ainsi que les capillaires qui forment un réseau très élégant.

Préparations par dessiccation.

Si j'expose précisément ici une méthode pour obtenir des préparations par dessiccation, c'est d'une part parce que, jusque dans ces derniers temps, j'ai mis en pratique cette méthode pour la coloration, par le bleu de méthylène, du bacille de la morve dans les tissus, d'autre part, afin de réunir ici tous les renseignements techniques.

Pour les bacilles de la morve contenus dans les nodosités fortement colorées, cette méthode donne des résultats réellement avantageux, tant au point de vue de la quantité de bacilles mis en évidence que sous le rapport de leur coloration. Rien qu'à ce titre, cette méthode mérite d'être employée à côté des précédentes, qui, mieux qu'elle cependant, conservent la texture du tissu.

Son avantage consiste surtout en ce que, outre qu'on rejette l'emploi de l'alcool pour la déshydratation des coupes déjà différenciées (ce qui évite une décoloration ultérieure des bacilles), on obtient par dessiccation de la coupe sur le porte-objet un éclaircissement complet du tissu, y compris des noyaux; de cette façon, les bacilles ne sont pas masqués dans les tissus. De plus, la coupe devenant plus fine, on peut par là, voir, en une fois, une plus grande quantité de tissu.

Les coupes colorées comme précédemment par le bleu de Méthylène phéniqué sont décolorées par l'eau acidulée jusqu'à ce qu'elles prennent une teinte bleu clair. Elles sont alors plongées, pendant quelques instants, dans de l'eau rendue faiblement alcaline au moyen de carbonate lithique, puis, rincées dans l'eau pure jusqu'à ce qu elles soient complètement débarrassées des liquides employés antérieurement. Si l'on a coloré un grand nombre de coupes, il convient, avant de les porter sur le couvre-objet, de rincer chacune d'elles en particulier, dans un vase plein d'eau. Pour le transport des coupes on prend, entre le pouce et le médius droits, la pince recourbée dont il a été déjà parlé. On saisit par le bord un couvre-objet bien dégraissé et on le porte dans l'eau sous la coupe qui flotte. La main gauche, armée d'une aiguille métallique, s'occupe de développer convenablement cette coupe. En élevant prudemment le couvre-objet, on cherche à amener sur lui la coupe sans la plisser.

Cette opération est difficile si le couvre-objet n'est pas rigoureusement propre. Dans ce cas, l'eau qui y reste adhérente, s'amasse en gouttelettes qui empêchent la coupe de s'appliquer totalement sur le couvre-objet et la laissent toujours se déplacer dans un sens ou dans l'autre. Lorsque la coupe est bien appliquée sur le couvre-objet, on prend ce dernier entre le pouce et l'indicateur de la main gauche, on laisse s'écouler sur du papier à filtrer et suivant le bord, l'eau en excès, on essuie avec un bout de papier buvard la face inférieure de la lamelle et on dépose celle-ci sur du papier à filtrer. S'il reste encore des gouttelettes d'eau à la surface ou autour de la coupe, on doit, avec précaution, les enlever au moyen de papier buvard. Dans cette opération, il faut, avec grand soin, éviter tout contact du papier avec la coupe.

Pour l'opération ultérieure, les débutants feront bien de fixer le bord du couvre-objet au moyen d'un petit poids en plomb comme une balle conique, par exemple, afin d'éviter le déplacement de toute la préparation.

A l'aide de la poire en caoutchouc, dont nous avons parlé, on dirige sur le centre de la préparation d'abord, puis de là vers les bords, un courant d'air vertical, qui se fera sentir jusqu'à ce que la préparation soit appliquée bien exactement sur la lamelle. Par cette opération, il arrive souvent que des gouttelettes d'eau sont soufflées à bas de la préparation et restent à côté de celle-ci. Le mieux est de ne pas s'en occuper davantage, parce que lorsqu'on veut en soufflant chasser complètement ces gouttelettes, il arrive facilement que le courant d'air s'engage sous la face inférieure de la préparation et occasionne l'enroulement de celle-ci. L'aspect mat que prend la coupe indique que le courant d'air a agi assez longtemps ; la coupe est alors débarrassée de la plus grande partie de son eau.

Après que l'on aura, au moyen de papier à filtrer, enlevé les quelques gouttelettes qui entourent encore la coupe, on portera le couvre-objet, la face chargée de la préparation étant tournée vers le haut, sur une plaque de verre poli, légèrement chauffée par une lampe à alcool. En observant la coupe, on voit qu'à un moment donné elle devient transparente comme le verre. A ce moment, la dessiccation voulue n'est pas encore obtenue. On laisse encore la préparation sur la plaque chauffée pendant cinq minutes environ.

La température de la plaque ne doit pas dépasser de beaucoup 30°, parce que les préparations présentent alors des taches et sont perdues.

De la plaque de verre on laisse enfin glisser le ou les couvre-objets dans un vase contenant de l'essence, puis on les passe au xylol et on les monte dans le baume.

Préparation des liquides desséchés sur couvre-objets.

Les préparations sèches furent d'abord, comme on le sait, employées pour la démonstration des bactéries dans les liquides organiques tels que le sang, les produits d'expectoration, etc. Cette méthode est d'une grande importance pratique et son exécution est tellement simple qu'il ne devrait plus se trouver un médecin qui ne soit en état, le cas échéant, de faire lui-même de telles préparations.

Pour préparer la lamelle, on prend une petite quantité du liquide à examiner et on la porte sur un couvre-objet. On l'étend régulièrement sur celui-ci de préférence au moyen d'une aiguille de platine préalablement flambée.

Ce stade de l'opération est souvent très facile à exécuter pour certains liquides, comme le sang, l'urine, etc., mais par contre il est plus difficile quand il s'agit de répartir régulièrement à la surface du couvre-objet des mucosités visqueuses. Pour venir à bout de cette difficulté, on procède de la façon suivante :

D'abord, la parcelle de mucosité est, au moyen d'une aiguille de platine, poussée de ci, de là, sur le couvre-objet jusqu'à ce qu'on ait obtenu une division plus ou moins grossière. Alors, avec une poire en caoutchouc, on dirige sur les grumeaux un courant d'air vertical ; par ce moyen, il y a toujours une partie du grumeau qui s'étale et ensuite sèche. Avant que la masse entière se soit desséchée, on l'étale de nouveau avec l'aiguille de platine, on écarte au moyen de celle-ci la matière en excès que l'on enlève du bord du couvre-objet au moyen de papier à filtrer. On souffle alors sur la couche du liquide qui reste, jusqu'à entière dessiccation.

De cette manière, et avec un peu d'exercice on réussit facilement à étendre sur le couvre-objet, en couches suffisamment minces, les liquides les plus visqueux.

A ce propos, il faut remarquer qu'il est aussi mauvais d'avoir une couche trop mince qu'une couche trop épaisse.

Les préparations desséchées à l'air sont, à 2 ou 3 reprises, passées dans la flamme, le côté chargé du couvre-objet étant tourné vers le haut. Par cet acte, la substance doit être entièrement cuite, sans toutefois être brûlée. A cause de la dessiccation préalable du liquide visqueux par le courant d'air, un échauffement modéré dans la flamme est entièrement suffisant.

Les lamelles ainsi préparées sont alors colorées et différenciées par un milieu d'extraction convenable. Si l'on veut, par exemple, rechercher les bacilles du charbon dans le sang, on colore la lamelle, pendant 5 minutes, au moyen de la solution de bleu de Méthylène phéniqué.

Le côté chargé du couvre-objet sera toujours tourné vers le haut. On rince à l'eau et on décolore au moyen d'eau acidulée. Si la couche de substance est très mince, un séjour de quelques secondes dans l'eau acidulée suffit à la décoloration, il faut plus de temps si la couche est plus épaisse.

Le couvre-objet est retiré de l'eau acidulée au moyen de la pince recourbée, le côté préparé regardant toujours en haut, on rince pendant quelques instants dans une solution aqueuse de carbonate de lithium. De là, la préparation est placée, pendant quelques instants, dans de l'eau pure ou arrosée pendant un quart de minute environ avec un filet d'eau. Alors, on saisit le couvre-objet, le côté préparé toujours tourné en haut, entre le pouce et l'index de la main gauche, on essuye avec soin la face inférieure, on le place sur du papier à filtrer et on dessèche la face supérieure par un courant d'air produit par la poire en caoutchouc.

Il ne reste plus alors qu'à chauffer légèrement le couvre-objet au-dessus de la flamme. Puis on éclaircit dans le xylol et on monte dans le baume.

Par ce procédé on peut colorer toutes les bactéries susceptibles d'être colorées par le bleu de Méthylène.

Pour la coloration du bacille tuberculeux dans les crachats, la technique à employer est la même, seulement la coloration par la fuchsine phéniquée doit durer 3 minutes.

Les lamelles sont décolorées dans l'eau acidulée (Acide nitrique : 30 °/₀ d'eau) puis portées dans l'alcool à 60 °/₀ jusqu'à ce qu'il ne reste plus qu'une légère teinte rose.

La préparation sera ensuite rincée à grande eau, pour enlever le restant de l'acide. La face inférieure du couvre-objet sera essuyée, puis celui-ci sera placé, le côté préparé en haut, sur une plaque de verre allongée. La préparation sera colorée en bleu au moyen d'une goutte de la solution concentrée du bleu de Méthylène phéniqué dans l'eau.

On laisse la substance colorante agir pendant 5 minutes. Les bacilles se détachent clairement en rouge vif sur fond bleu. Aucun schistomycète, autre que celui de Koch, n'a retenu la fuchsine (Koch-Ehrlich).

D'après ces deux procédés, on peut colorer dans les préparations desséchées sur couvre-objets, tous les microbes connus.

Méthode de coloration par la Fuchsine.

A la vérité, le bleu de Méthylène colore tous les microbes sans exception et permet une plus ou moins bonne différenciation de ceux-ci, dans les tissus, mais il est cependant des cas où l'emploi de cette couleur, d'après les méthodes connues jusqu'à présent, ne donne pas la netteté de différenciation exigée dans les recherches de ce genre.

Parmi les matières colorantes capables de combler cette lacune, vient en première ligne la Fuchsine qui colore les bacilles de la tuberculose, de la lèpre et de la septicémie des souris d'une manière sûre, nette et durable. D'un autre côté, cette substance donne, par rapport à d'autres schistomycètes tels que ceux du typhus et de la morve, des résultats entièrement négatifs ou tout au moins bien inférieurs à ceux du bleu de Méthylène. Encore aujourd'hui, le principe de la méthode de Koch-Ehrlich, au point de vue du diagnostic différentiel, conserve sa valeur.

Les méthodes que j'ai imaginées offrent quelques avantages dans les cas où, à côté d'une riche coloration des bacilles, on désire, en premier lieu, obtenir une bonne différenciation du tissu.

Modification de la méthode de Koch-Ehrlich, pour la coloration du bacille tuberculeux dans les tissus.

Coloration de la coupe dans la fuchsine phéniquée (n° 7) 10 minutes, décoloration dans l'acide nitrique au tiers, puis extraction par l'alcool à 60° jusqu'à ce que les coupes ne soient plus que légèrement teintées en rose. Lavage de l'acide dans beaucoup d'eau, déshydratation par une immersion de 3 minutes dans l'alcool absolu et recoloration par le vert de méthyle en solution dans l'huile d'aniline (n° 8). Cette recoloration dure 5 ou dix minutes. Ce dernier liquide sera étendu de sa moitié d'huile d'aniline pure.

Les coupes extraites de cette teinture passent directement dans l'essence où elles restent 2 minutes. Ensuite elles sont débarrassées de l'essence par immersions successives dans deux baquets de xylol.

La coloration par le vert de Méthyle a lieu avant l'immersion dans l'huile et le xylol; si la coupe était trop peu colorée, on la reporterait de nouveau, pour quelques minutes, dans la solution de vert de Méthyle dans l'huile d'aniline jusqu'à ce que la coloration désirée soit obtenue.

Par ce procédé, le tissu laisse d'ordinaire distinguer ses éléments et montre des bacilles très nets et très abondants.

Si l'on préfère employer le bleu de Méthylène pour la seconde coloration, on plonge les coupes, au sortir de l'alcool, dans une solution aqueuse étendue et faiblement alcaline de bleu de Méthylène, où elles restent 5-10 minutes. On déshydrate de nouveau par l'alcool et on passe dans l'essence et le xylol.

Méthode simple de coloration du bacille tuberculeux par la Fuchsine.

De tous les mordants employés pour la fuchsine, la solution aqueuse d'acide phénique à 5 % est celle qui m'a donné, même pour les coupes, les résultats les meilleurs et les plus rapides.

La fuchsine phéniquée (n° 7) colore en 10 minutes (au plus) les bacilles tuberculeux et lépreux d'une façon si nette qu'ils peuvent être sûrement différenciés non seulement par les agents d'extraction que nous allons signaler, mais même par une solution aqueuse au tiers d'acide nitrique.

Les coupes colorées de cette façon sont, après lavage à l'eau, plongées quelques minutes dans un bain de fluorescéine alcoolique (n° 9), puis passées à l'essence, au xylol et incluses dans le baume.

Les résultats seront différents suivant que l'extraction sera poussée plus ou moins loin. Dans ce dernier cas, les noyaux resteront encore colorés, dans le premier, les bacilles apparaîtront colorés en rouge sur fond incolore, comme par la méthode Gram.

En plongeant ensuite pendant 5 minutes les coupes dans l'huile d'aniline chargée de vert de Méthyle, on obtiendra facilement des préparations très agréables à l'œil. Cette méthode se recommande par sa grande simplicité et sa sûreté, principalement quand il s'agit uniquement de démontrer l'existence des bacilles de ce groupe et qu'on est obligé d'obtenir un grand nombre de coupes. Pour se renseigner sur les fins changements de texture et apprécier exactement la situation des bacilles dans le tissu, il faut recourir à des méthodes plus compliquées.

De celles-ci je ne citerai que quelques-unes.

Triple coloration de coupes contenant le bacille tuberculeux.

Les coupes sont, avec avantage, colorées d'une façon très intense dans l'hématoxyline de Delafield (nº 10). On les laisse tremper plusieurs heures dans une grande quantité d'eau, pour les débarrasser de l'alun, puis on les déshydrate par l'alcool et on les recolore, en 10 minutes, par la fuchsine phéniquée. Après lavage à l'eau, on extrait la fuchsine par la fluorescéine alcoolique, on lave à l'alcool, on passe à l'essence et au xylol et finalement on dépose les coupes, pour quelques minutes, dans une solution d'Auramine dans l'huile d'aniline (nº 11), c'est-à-dire jusqu'à ce qu'elles aient pris une teinte jaune. Enfin un dernier lavage dans l'huile d'aniline pure, passage à l'essence, au xylol et inclusion dans le baume.

Les noyaux se présentent colorés en violet, le protoplasme en jaune et les bacilles en rouge. Cette méthode montre d'une façon très nette les contours des cellules et fait spécialement ressortir la texture du tissu. D'autre part, comme les noyaux sont fortement colorés, il n'est pas possible de voir tous les bacilles, dont plusieurs sont masqués.

Pour cette raison, cette méthode sera avantageusement employée pour la coloration des tissus renfermant un très grand nombre de bacilles. Pour éviter que des microbes ne soient masqués par les noyaux, on aura recours au procédé suivant.

Coloration du bacille tuberculeux dans les tissus au moyen du « Kernschwarz » de la Fuchsine phéniquée et du Vert de Méthyle.

Le « Kernschwarz » du Dr Grübler de Leipzig sera étendu avec 3-4 parties d'eau. Les coupes déshydratées sont plongées dans ce bain pendant quelques minutes, c'est-à-dire jusqu'à ce qu'elles aient pris une teinte gris sombre. Ensuite, les manipulations à exécuter sont les suivantes :

Lavage dans une solution aqueuse faible de carbonate lithique (nº 3). Ce lavage enlève déjà une certaine quantité de matière colorante. Le séjour des coupes dans la solution lithique doit être suffisamment prolongé pour que leur teinte gris-sombre soit devenue gris-clair.

Alors, lavage à l'eau pure, déshydratation par l'alcool (5 minutes), coloration par la fuchsine phéniquée (10 minutes), lavage à l'eau, extraction de la couleur par l'alcool chargé de fluorescéine, enlèvement de la fluorescéine par l'alcool et coloration par une solution de vert de Méthyle dans l'huile d'aniline (5-10 minutes) (n° 8).

Il est bon de ne pas employer ce dernier trop concentré; deux gouttes d'une solution concentrée, mélangées dans un bloc-baquet avec de l'huile d'aniline pure suffisent. La coloration par le vert de Méthyle est suivie, ici aussi, de l'emploi de l'essence et du xylol.

Les avantages de cette méthode consistent surtout en une vive différenciation du tissu, différenciation qui permet de voir en particulier les éléments histologiques sans que, pour cela, les bacilles soient cachés par une coloration trop sombre. Ces derniers se montrent rouges, tandis que les noyaux, les vaisseaux et le protoplasme tranchent sur le reste par leur ton bleu vert. Par l'emploi d'autres couleurs dissoutes dans l'huile d'aniline on obtiendra facilement de nombreuses variantes de cette méthode.

Coloration dans les tissus, au moyen de la Fuchsine, des Bactéries n'appartenant pas au groupe du bacille tuberculeux.

Par ce procédé une nombreuse série de schistomycètes se colorent d'une façon remarquable dans les tissus. Nous citerons le bacille de la septicémie des souris de Koch, le bacille du charbon et autres qui se comportent d'une manière analogue vis-à-vis des couleurs. Enfin différentes espèces de cocci rentrent également dans cette classe. Par contre, on ne peut pas appliquer ce procédé aux bacilles du typhus et de la morve.

Les coupes, déshydratées dans l'alcool, sont colorées par la fuchsine phéniquée (3-5 minutes), rincées à l'eau, plongées un instant dans l'alcool et ensuite différenciées par le vert de Méthyle en solution dans l'huile d'aniline.

Tandis que dans les méthodes décrites précédemment, cette solution colorante ne servait qu'à la seconde coloration, ici, elle sert en même temps à l'extraction de la Fuchsine, ce qui naturellement demande plus ou moins de temps suivant l'épaisseur de la coupe et l'intensité de la coloration. De très fines coupes sont différenciées en 15 minutes, des coupes plus épaisses demandent jusqu'à 2 heures.

Il n'est pas difficile de reconnaître le degré convenable de décoloration ; pour cela, on passe la coupe dans l'essence et le xylol et l'on voit si elle a pris ou non la teinte du vert de Méthyle. Tant que la préparation n'est pas imprégnée de cette couleur,on doit la reporter dans le bain. Du degré d'extraction dépend la coloration complète ou incomplète des noyaux. Les bacilles ressortent très vivement en rouge sur fond bleu ou vert. Si l'on désire une double coloration en même temps qu'une bonne démonstration des noyaux, on colorera préalablement la coupe avec le « Kernschwarz » et de la façon décrite plus haut.

Cette méthode peut également trouver son application dans la coloration des bacilles de la septicémie des souris, bien que ces bacilles ne se colorent pas tous.

Pour le bacille du charbon et d'autres, qui s'imprègnent facilement de matières colorantes, on peut pratiquer une coloration préalable par l'hématoxyline. Au lieu du vert de Méthyle en solution dans l'huile d'aniline, on peut employer le violet acide, dans le même dissolvant (nº 12), et très probablement une foule d'autres couleurs acides et basiques sur lesquelles je n'ai pas encore expérimenté.

Une petite modification à cette méthode consiste en ce que les coupes colorées par la Fuchsine phéniquée sont déshydratées dans la fuchsine alcoolique, et après passage par l'essence et le xylol, différenciées par l'Auramine (dans l'huile d'aniline) (nº 11).

Un procédé analogue est également applicable à la coloration par le bleu de Méthylène.

Finalement, je ferai encore remarquer que maintes espèces de bactéries de cette classe retiennent fortement les couleurs, même vis-à-vis de la fluorescéine en solution alcoolique, lorsque la coloration par la fuchsine phéniquée a été prolongée ($^1/_2$-2 heures). A l'occasion, cette propriété facilite la différenciation.

J'arrive maintenant à la description d'une méthode

dans laquelle, pour rendre plus frappante la coloration des bactéries, j'opère avant d'employer la fuchsine, une coloration préalable qui fasse mieux ressortir l'action du réactif principal.

Si même on peut réussir, en faisant agir très longtemps la fuchsine phéniquée, à colorer des microbes n'appartenant pas au groupe du bacille tuberculeux avec une intensité telle qu'ils ne se décolorent pas, même par l'action prolongée de l'alcool chargé de fluorescéine, on peut cependant dire que la décoloration se produit régulièrement du moment que la fuchsine phéniquée n'a agi que quelques minutes. Mais si l'on traite au préalable par le « Schwarzbraun, » celui-ci semble agir comme mordant et la coloration des bactéries par la fuchsine, outre qu'elle résiste à la fluorescéine alcoolique, est beaucoup plus intense.

Le « Schwarzbraun » en soi, ne colore que très faiblement les bactéries.

Méthode de coloration par le « Schwarzbraun » et la Fuchsine.

Des coupes contenant le bacille charbonneux sont colorées pendant 5 minutes dans le « Schwarzbraun » phéniqué (n° 13). On rince ces coupes dans l'eau de lithium (n° 3), on déshydrate dans l'alcool, et on colore 5 minutes par la fuchsine phéniquée

Ces préparations peuvent être énergiquement différenciées au moyen de la fluorescéine alcoolique, sans que pour cela les bacilles soient décolorés.

Toutefois, cette coloration ne résiste pas longtemps à l'action des acides forts, et même un contact très peu prolongé de la coupe avec ces acides suffit à faire pâlir la teinte de la fuchsine.

Toutes les bactéries ne se comportent pas de même à l'égard de cette méthode.

Si je publie cela avant la fin de mes recherches sur ce sujet, c'est uniquement parce qu'il s'agit d'un nouveau principe dont l'importance plus ou moins grande doit être soumise au contrôle de tous. Vraisemblablement, beaucoup d'autres couleurs agissent comme le « Schwarzbraun ».

Double coloration au moyen du Carmin, de la Fuchsine et du Violet acide.

Après coloration préalable au carmin (nº 14), les coupes sont colorées pendant quelques minutes dans la fuchsine phéniquée, puis, légèrement déshydratées par l'alcool et finalement différenciées dans le violet acide (Saüreviolett), en solution dans l'huile d'aniline (nº 12).

Suivant l'épaisseur des coupes, il faut, pour cette différenciation, un temps variant de $^1/_2$-2 heures. Les noyaux sont colorés en rouge carmin, le protoplasme etc., en violet, les bacilles en rouge fuchsine. Ce procédé est spécialement propre à la coloration des bactéries contenues dans les vaisseaux, mais il donne aussi (soit dit en passant) de très beaux résultats quand il s'agit de coloration double de tissus, du carcinôme par exemple.

Méthode de coloration par le Violet (Krystall-violet, Hexaméthylviolet).

L'hexaméthylviolet possède (comme le bleu Victoria et à l'encontre de la fuchsine et du bleu de Méthylène) la propriété d'être fixé par l'iode sur certains microbes au point de permettre une décoloration complète du tissu par des agents d'extraction très énergiques, sans que la coloration des microbes en souffre, alors que ce réactif, employé sans l'iode, laisse les microbes se décolorer. Abstraction faite des différentes compositions des solutions d'hexaméthylviolet (n° 15) et de bleu Victoria (n° 16), les coupes colorées par ces solutions peuvent être ultérieurement traitées par la méthode Gram, que j'ai modifiée.

Les coupes colorées par le violet se laissent également différencier par l'acide étendu et l'alcool. Cependant cette manière de faire n'a aucun avantage particulier et peut être facilement remplacée par les méthodes précédentes.

Modification de la méthode Gram.

Les résultats de la méthode Gram primitive laissent, comme on sait, souvent à désirer. D'abord, par l'emploi de la solution de violet dans l'huile d'aniline il se forme fréquemment sur la préparation, des précipités de matière colorante, précipités dont on ne peut pas se débarrasser ou dont on ne se débarrasse que très difficilement et cela, même avec des agents d'extraction très énergiques, comme l'alcool et l'essence de clous de girofle. De plus, le temps que la coupe doit passer dans l'alcool avant d'être soumise à l'action de l'iode est difficile à apprécier. Si ce temps est trop court, il se produit des précipités, si la coupe séjourne trop longtemps dans l'alcool, la coloration des schistomycètes est compromise. De plus, la décoloration par l'alcool est souvent très lente et exige le renouvellement répété de celui-ci.

Tous ces inconvénients sont sûrement évités dans le procédé suivant :

Coloration des coupes pendant 5 minutes au moyen de la solution de violet (n° 15), additionnée de la même quantité de carbonate ammonique en solution aqueuse à 1 %. Le violet peut être remplacé par le bleu Victoria (n° 16). Cette solution sera employée telle quelle.

Lavage à fond dans l'eau. Immersion dans la solution iodo-iodurée (n° 17) (2-3 minutes).

Nouveau lavage à l'eau.

Extraction de la matière colorante au moyen de la fluorescéine alcoolique.

Enlèvement de cette dernière par l'alcool pur.

Passage de la coupe dans l'essence de clous de girofle ou, ce que je préfère maintenant, dans l'huile d'aniline. Finalement, extraction de celle-ci par une essence très fluide, puis passage dans le xylol et inclusion dans le baume.

Les schistomycètes, traités par cette méthode, apparaissent fortement colorés sur fond incolore et absolument exempt de précipités. La durée de la préparation ne laisse rien à désirer si l'on a soin de dépouiller complètement les coupes à l'aide du xylol et si on emploie, pour monter les préparations, la résine Dammar dissoute dans le xylol ou bien le baume de Canada sans essence.

Si l'on a procédé à une double coloration, surtout par le carmin, il arrive au bout de quelques semaines ou de quelques mois, que malgré ce surcroît de précautions la coloration des bacilles s'éteigne, et cela par suite d'un travail chimique exécuté par les autres couleurs. Cependant cette double coloration avec le carmin est à recommander à cause de la beauté de ses résultats.

Double coloration par le Carmin et le Violet.

Les coupes sont d'abord colorées dans la solution de carmin de Cuccati (n° 13) ou, comme je préfère depuis peu, dans une solution alcaline de carmin (n° 14*b*), puis rincées à fond dans l'eau et placées quelques heures sous l'action du carmin acide (n° 14*c*).

Alors, lavage convenable à l'eau, déshydratation par l'alcool et emploi de la méthode Gram modifiée. De toutes les colorations que j'ai obtenues avec le violet, celle-ci est la meilleure.

Autre modification de la méthode Gram.

Les coupes déshydratées (qu'elles aient d'abord été colorées ou non par le carmin) sont déposées, pour 10 minutes, dans une solution aqueuse concentrée de violet aiguisée d'acide chlorhydrique (1 goutte pour 50,0 gr.). Les coupes sont bien rincées à l'eau, puis traitées comme à l'ordinaire par la solution iodo-iodurée, de nouveau rincées à l'eau, puis plongées quelques secondes dans l'alcool absolu qui enlève l'eau restant à la surface des préparations. Enfin celles-ci sont portées dans l'huile d'aniline pure qui, en même temps qu'elle opère l'extraction et la différenciation, enlève au tissu les dernières traces d'eau qu'il pourrait encore retenir.

Après décoloration convenable, passage dans l'huile essentielle, le xylol et inclusion dans le baume.

Si l'on veut colorer en violet le bacille tuberculeux, on choisira la première modification de la méthode et on laissera les coupes 1-2 heures dans le bain colorant.

Tandis que la coloration par la méthode Gram a déjà, rien qu'au point de vue du diagnostic différentiel, une grande valeur, les colorations avec le violet sans l'iode, colorations suivies d'une différenciation par l'acide faible ou l'alcool, n'offrent, comme il a été dit plus haut, aucun avantage particulier et peuvent être laissées de côté.

Pour terminer, je dois recommander aux débutants de suivre, dans leurs travaux, la marche suivante :

En premier lieu, se rendre complètement maître de la technique des coupes, alors commencer par la coloration du bacille charbonneux dans les tissus, d'abord par la méthode du bleu de Méthylène.

Ensuite, apprendre à obtenir des préparations par dessiccation et se familiariser avec la technique de ces préparations. Après, colorer le bacille charbonneux au moyen de la fuchsine et du violet.

Puis vient la coloration du bacille tuberculeux en lamelles et dans les tissus, d'abord avec la fuchsine, ensuite avec le violet et finalement avec le bleu de Méthylène.

Après cela, il reste à entreprendre la préparation des microbes les plus difficiles à colorer : microbes du choléra des poules, de la peste bovine, du typhus et de la morve.

Enfin arrivent les colorations des divers autres cocci et bacilles et les recherches sur la façon dont ils se comportent à l'égard des méthodes de Gram et d'autres méthodes, ainsi que leur comparaison avec des procédés non décrits ici.

Finalement des recherches personnelles pourront être tentées et il n'est pas douteux qu'en suivant les principes énumérés plus haut et en se servant des couleurs citées ou d'autres encore, on ne parvienne à imaginer de nouveaux procédés de coloration ou à perfectionner les méthodes actuellement en usage.

Pour terminer, encore un mot sur la durée des préparations :

Les préparations au bleu de Méthylène sont les plus durables ; très durables aussi sont celles dont les microbes sont colorés par la fuchsine (qui résiste aux agents d'extraction les plus énergiques).

Les préparations obtenues par la simple coloration et d'après la méthode Gram sont en tous cas très durables également.

Par contre, la double coloration a toujours, par cette méthode, entraîné plus ou moins vite une décoloration d'une partie des bactéries ; l'autre partie, ordinairement la moins considérable, reste quelquefois des années sans éprouver de changements.

Les préparations colorées à la fuchsine et différenciées par l'huile d'aniline paraissent être recommandables pour la double coloration. Un très soigneux lavage à grande eau, après la première coloration, est prescrit en cette circonstance, plus spécialement que dans tous les autres cas.

FORMULAIRE

POUR LA

préparation des liquides colorants.

N° 1. — *Bleu de Méthylène phéniqué.*

1,5 parties de bleu de Méthylène sont versées dans un mortier avec 10,0 parties d'alcool absolu. On ajoute successivement et régulièrement 100,0 parties d'une solution à 5 °/₀ d'acide phénique dans l'eau. Le tout est broyé et dissout en évitant les chocs violents. Si l'on ne doit pas faire fréquemment usage de cette solution, ne préparer que la moitié de la quantité susdite, parce que à la longue la puissance colorante du bleu de Méthylène peut s'amoindrir.

Avant l'emploi, ceci dit une fois pour toutes, toutes les solutions aqueuses doivent être filtrées.

N° 2. — *Eau faiblement acidulée.*

50 d'eau avec 10 gouttes d'acide chlorhydrique. On emploiera de l'eau distillée ou de l'eau commune, propre et ayant bouilli.

N° 3. — *Eau lithique.*

10,0 d'eau, auxquelles on ajoute 6-8 gouttes d'une solution aqueuse concentrée de carbonate de Lithion. Les solutions concentrées peuvent, à l'occasion, servir d'agents d'extraction pour les coupes surcolorées par le « Kernschwarz ».

N° 4. — *Bleu de Méthylène dans l'huile d'aniline.*

Dans un mortier on broie, sans choc, une pointe de couteau de bleu de Méthylène avec 10,0 d'huile d'aniline pure.

Si toute la couleur n'est pas dissoute, on verse quand même le tout dans un flacon sans filtrer. La couleur non dissoute se dépose après quelque temps et la solution colorante devient claire. Quelques gouttes seront, au moment de l'emploi, versées dans un bloc-baquet avec de l'huile d'aniline pure, jusqu'à concentration voulue.

N° 5. — *Safranine dans l'huile d'aniline.*

Sera préparée avec la safranine suivant les indications du n° 4.

N° 6. — *Solution de « Chlorhydrinblau ».*

10,0 de « chlorhydrinblau » (de la fabrique badoise) sont mélangées avec autant d'alcool absolu et étendues de 90,0 d'eau.

N° 7. — *Fuchsine phéniquée.*

1,0 fuchsine, 10,0 alcool et 100 d'acide phénique en solution aqueuse à 5 %.

N° 8. — *Vert de Méthyle dans l'huile d'aniline.*

Sera préparé avec le vert de Méthyle suivant les indications du n° 4.

N° 9. — *Fluorescéine alcoolique.*

1,0 de fluorescéine jaune acide est mélangée avec 50,0 d'alcool absolu et le tout est versé dans un flacon, dans lequel, après un certain temps, la partie non dissoute se dépose.

Lorsqu'on a utilisé la $^1/_2$ environ de la solution, on ajoute de l'alcool et cela aussi longtemps qu'il reste de la matière colorante non dissoute. La puissance d'extraction de la fluorescéine rouge est plus faible.

N° 10. — *Hématoxyline de Delafield.*

A 200,0 de solution aqueuse concentrée d'alun ammoniacal sont ajoutées 2,0 d'hématoxyline dissoutes dans 12,5 d'alcool absolu.

Après que la solution est restée 3 jours à l'air et à la lumière, on la filtre et on y ajoute 50,0 de glycérine et 50,5 d'alcool méthylique.

La solution reste dans cet état jusqu'à ce qu'elle ait pris une teinte foncée. Alors on la filtre et on la verse dans un flacon bien bouché.

Pour s'en servir, on l'étend avec plus ou moins d'eau suivant que l'on désire obtenir une coloration rapide ou lente. Les solutions faibles donnent les meilleures colorations. Je préfère cette hématoxyline à toutes les autres, parce qu'elle n'occasionne pas, dans les tissus, ces précipités si incommodes de matière colorante.

N° 11. — *Auramine dans l'huile d'aniline.*

L'auramine est très facilement soluble dans l'huile d'aniline. Quelques gouttes d'une solution concentrée versées dans un baquet contenant 4-5 fois autant d'huile d'aniline suffisent à la différenciation et à la coloration ultérieure.

N° 12. — *Violet acide (Saüreviolet) dans l'huile d'aniline.*

Se prépare avec le violet acide, d'après les indications du n° 4.

N° 13. — *« Schwarzbraun » phéniqué.*

Se prépare avec le « Schwarzbraun » de la fabrique d'aniline de Francfort d'après les indications du n° 7.

N° 14. — *Solutions de Carmin.*

a. D'après Cuccati :

20,0 de carbonate de soude cristallisé sont dissoutes dans 100,0 d'eau chaude. On ajoute 5,0 de carmin, on cuit, on retire du feu et on ajoute 30,0 d'alcool absolu. Le lendemain, le liquide est filtré et on ajoute lentement 300,0 d'eau, 8,0 d'une solution aqueuse d'acide acétique à 20 %, ainsi que 2,0 d'hydrate de chloral.

Durée de la coloration 1/4 d'heure environ.

b. Carmin lithique, d'après Orth.

A une solution saturée à froid de carbonate lithique dans l'eau, on ajoute 2,5 % de carmin. Il colore en quelques minutes.

c. Carmin chlorhydrique.

50,0 d'alcool, de 60-80 % sont mélangées avec 4 gouttes d'acide chlorhydrique et 0,50 de carmin. Le mélange est cuit 10 minutes et filtré après refroidissement.

N° 15. — *Solution d'Hexamethylviolet (Krystall-violett).*

1,0 de krystallviolet est dissoute dans 90,0 d'eau et 10,0 d'alcool.

N° 16. — *Solution de Bleu Victoria (Victoriablau).*

1,0 de bleu Victoria est dissoute dans 50,0 d'alcool à 50 %.

N° 17. — *Solution iodo-iodurée.*

2,0 d'iode, 4 d'iodure de potassium sont dissoutes dans 100,0 d'eau.

Chaque fois qu'on veut se servir de cette solution, on en verse dans un baquet d'eau en quantité suffisante pour que le liquide prenne une teinte vin de Madère.

N° 18. — *Fluorescéine dans l'essence de clous de girofle.*

Une pointe de couteau de fluorescéine jaune acide est broyée avec 15,0 d'essence de clous de girofle. Placée dans un flacon, cette solution s'éclaircit par dépôt de la matière colorante en excès.

FIN.

Recherche des Bactéries dans les tissus animaux, par le Dr KUHNE, trad. par M. HERMAN.

ERRATA.

Préface, page v, ligne 14, au lieu de « Von Kecklinghausen » lisez : « Von Recklinghausen. »

Page 14, avant-dernière ligne, au lieu de : « cellules adipeuses » lisez : « cellules granuleuses. »

Page 22, ligne 16, au lieu de : « granulômes nerveux » lisez : « granulômes morveux. »

Page 55, ligne 17, au lieu de : « 50 d'eau avec 10 gouttes d'acide chlorhydrique » lisez : « 500 d'eau avec, etc. »

www.ingramcontent.com/pod-product-compliance
Ingram Content Group UK Ltd.
Pitfield, Milton Keynes, MK11 3LW, UK
UKHW021222230726
13926UKWH00003B/1173